CONTRIBUTION A L'ÉTUDE

DES

ARTHRITES

DANS LA FIÈVRE TYPHOÏDE

PAR

P.-L.-P. BAZIN

DOCTEUR EN MÉDECINE DE LA FACULTÉ DE PARIS

PARIS

ALPHONSE DERENNE

52, Boulevard Saint-Michel, 52

1883

CONTRIBUTION A L'ÉTUDE

DES

ARTHRITES

DANS LA FIÈVRE TYPHOÏDE

PAR

P.-L.-P. BAZIN

DOCTEUR EN MÉDECINE DE LA FACULTÉ DE PARIS

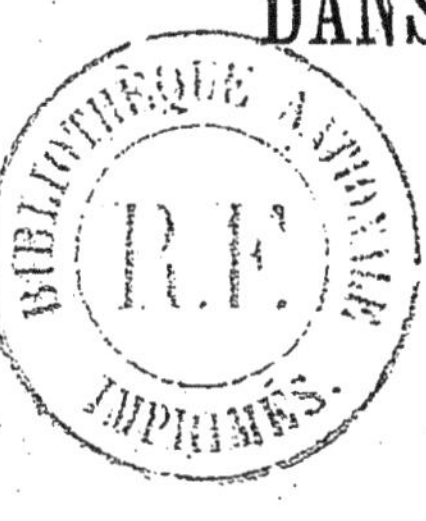

———————

PARIS

ALPHONSE DERENNE

52, Boulevard Saint-Michel, 52

1883

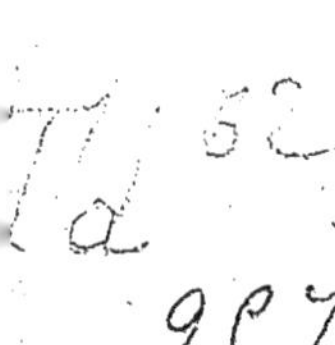

A TOUS MES PARENTS

A LA MÉMOIRE DU Dr DANIEL REY

A M. MONIER, PROFESSEUR

Témoignage d'affectueuse reconnaissance.

A MES EXCELLENTS AMIS

CHARLES CAUX, PAUL MONIER ET MILAN VASSITCH

A TOUS MES MAITRES DANS LES HOPITAUX

A MM. LES Drs ZUBER ET DU CAZAL

Médecins-majors de 1re classe
Professeurs agrégés à l'école d'application du Val-de-Grâce

Témoignage de reconnaissance.

A M. LE Dr LANCEREAUX

Professeur-agrégé
Médecin de l'hôpital la Pitié
Membre de l'Académie de Médecine

A MON PRÉSIDENT DE THÈSE

M. LE PROFESSEUR BROUARDEL

Professeur de médecine légale
Médecin de l'hôpital la Pitié
Membre de l'Académie de Médecine

ARTHRITES

INTRODUCTION

De toutes-les déterminations articulaires consécutives à certains états généraux, à certaines pyrexies, celles qui se montrent dans le cours ou à la suite de la fièvre typhoïde ont le moins attiré l'attention des auteurs et des cliniciens. C'est à peine si on les trouve incidemment signalées dans les traités les plus autorisés et les plus considérables.

C'est pourquoi nous avons résolu de consacrer ce modeste travail à l'étude de cette question de pathologie, encouragé d'ailleurs par M. le Dr Lancereaux qui a bien voulu nous servir de guide dans l'interprétation encore controversée d'un certain nombre de phénomènes délicats à observer et difficiles à comprendre. C'est avec reconnaissance que nous remercions ce savant maître de la bienveillance si parfaite avec laquelle il a mis à notre disposition ses écrits et ses conseils.

Nous remercions également M. le professeur Brouardel de l'honneur qu'il nous a fait en acceptant la présidence de notre thèse.

HISTORIQUE

Bien que les maladies des articulations aient été traitées magistralement à la fin du siècle dernier et au commencement de celui-ci, par J. L. Petit, Boyer, Dupuytren, Lisfranc, Bonnet et Gerdy, c'est cependant à Bouillaud qu'il faut arriver pour trouver la première observation d'arthrite dans le cours de la fièvre typhoïde. Cette observation est relatée dans le traité du rhumatisme de cet illustre auteur.

Après lui, Barth, en 1853, publia un nouveau cas de cette complication dans le *Bulletin de la Société anatomique*; puis vient le Dr Capelle de Roulers, en Belgique, qui, en 1861, dans le *Journal de médecine de Bruxelles*, rapporta trois cas de luxation de la hanche droite pendant le décours de la fièvre typhoïde. Encore même ne vit-il là qu'une simple coïncidence et ne publia-t-il sa communication qu'avec quelque appréhension, ainsi que le fait bien voir l'épigraphe dont il l'a fait précéder. « Quiconque possède une idée qu'il croit utile à la science et à l'humanité, est obligé à la publicité et même s'il craint une réprobation générale. »

En 1877, William Keen publia sur le même sujet, à Washington, un important mémoire comprenant 43 cas d'arthrites, tantôt limitées à une seule jointure, tantôt, au contraire, ayant envahi plusieurs articulations.

Bonnet, dans sa thèse soutenue en 1878, rapporta trois

cas ; l'un celui de Barth, dont il a été question plus haut, et deux nouveaux : le premier personnel, l'autre emprunté au professeur Verneuil.

En 1881, dans la *Gazette médicale*, parurent deux observations nouvelles publiées par M. Albert Robin qui devait l'une d'elles à M. le Dr Balzer. Citons encore les auteurs classiques qui ont signalé ces complications, Chomel, Follin et Duplay, Stromeyer, Volkmam, etc.

Le professeur Jaccoud, dans son traité, rappelle que Roser a attribué la luxation de la hanche observée dans la fièvre typhoïde chez les enfants et les jeunes gens à l'hydropisie de l'articulation et au relâchement de la capsule.

De son côté, Panas, *in nouv. Dict. de Méd. et de chirurg.*, dit : « quelques auteurs ont invoqué l'état d'extrême faiblesse que la fièvre typhoïde entraîne après elle, pour expliquer la production d'une tumeur blanche chez des individus d'ailleurs fortement prédisposés. »

Olier, dans l'article qu'il a fait sur l'arthrite, *in Dict. Encyclop. des Sc. Méd.*, consacre quelques lignes à l'arthrite survenant dans le cours d s fièvres graves telles que la variole, la scarlatine, la rougeole, le typhus, mais il ne mentionne pas la fièvre typhoïde.

Griesinger, dans son son traité des maladies infectieuses, traduit par M. le Dr Vallin, signale la coxalgie comme lésion consécutive à la fièvre typhoïde ; il ajoute que ces lésions sont très sérieuses, mais qu'il n'en a observé qu'un seul cas.

Enfin, dans sa thèse tout récemment soutenue à la Faculté de médecine de Paris, sur les déterminations articulaires dans les maladies infectieuses, M. le Dr Bourcy, consacre un chapitre spécial à l'arthrite survenant dans le cours de la Dothiénentérie. Nous aurons à reparler dans le cours de cette étude de cette thèse très remarquable et qui est de beaucoup le travail le plus important qui ait été publié, en France, sur notre sujet.

ANATOMIE PATHOLOGIQUE.

Au début, et comme d'ailleurs dans toutes les arthrites aiguës, la synoviale est congestionnée, vascularisée ; le tissu cellulaire de celle-ci est tuméfié, épaissi, et comme induré. En général, les cartillages et les extrémités épiphysaires sont indemmes ou à peine lésés, de même que les tendons et les ligaments.

L'épanchement est ordinairement constitué par un liquide purulent ou séro-purulent, sans dépôts et sans flocons fibrineux ; dans un certain nombre de cas, ce pus était grisâtre, fétide, mal lié ; dans d'autres cas, au contraire, il était jaunâtre, crémeux, bien lié. Quant à sa quantité, bien que variable, elle est presque toujours très notable, parfois même assez considérable.

Il est regrettable que, dans les nécropsies pratiquées notamment par MM. Robin et Balzer, l'examen microscopique du pus n'ait point été fait, de façon à s'assurer de la présence de bactéries ; cependant, on peut, croyons-nous, admettre cette existence si l'on songe que dans les arthrites varioliques desquelles il est permis de rapprocher les arthrites typhiques, il a été rencontré, à chaque fois que l'examen en a été pratiqué, des bactéries en assez grand nombre. M. Bourcy fait remarquer à ce sujet que les monades rhumatiques décrits par M. Klebs pourraient bien se rapporter à une arthrite d'origine non rhumatismale mais bien plutôt infectieuse.

DIVISION DES ARTHRITES

M. Bourcy, adoptant la définition de M. le professeur Bouchard, admet un type clinique bien net, bien défini ; c'est le type rhumatismal, caractérisé par une polyarthrite aiguë, fébrile, primitive. Quant aux manifestations rhumatoïdes si fréquemment observées à titre de manifestations secondaires dans les maladies les plus disparates, dans l'érysipèle, la dysenterie, les angines, dans certaines bronchites purulentes, dans la scarlatine, la variole, la morve, etc., ou compliquant la blennorrhagie, le cathétérisme, la menstruation, la dysménorrhée membraneuse, la grossesse, les suites de couches, l'allaitement, la chlorose et l'hystérie, ou survenant enfin à la suite de certaines intoxications, l'intoxication plombique par exemple, M. Bourcy se demande s'il ne conviendrait pas de les ranger sous la rubrique de pseudo-rhumatismes, c'est-à-dire d'états pathologiques présentant des manifestations d'apparence, mais non de nature rhumatismale. Ce sont ces derniers accidents articulaires, ces pseudo-rhumatismes que M. Bourcy subdivise ainsi qu'il suit :

1° Accidents rhumatoïdes se rattachant à un certain état de la nutrition générale, comme dans la grossesse, l'allaitement, la chlorose ;

2° Accidents rhumatoïdes liés à certaines intoxications, l'intoxication saturnine, par exemple ;

3° Enfin, accidents rhumatoïdes consécutifs aux maladies infectieuses.

S'attachant alors à ce dernier groupe d'arthropathies, M. Bourcy définit d'abord ce qu'il entend par maladies infectieuses, à l'aide de citations empruntées au professeur Jaccoud, et se propose la démonstration de cette loi générale de pathologie. « Toutes les maladies infectieuses peuvent présenter parmi leurs manifestations contingentes des déterminations articulaires, absolument distinctes du vrai rhumatisme et relevant de l'infection générale de l'économie ».

Passant enfin à l'étude des diverses maladies infectieuses, l'auteur étudie ce qu'il appelle le pseudo-rhumatisme infectieux dans la blennorrhagie, la pyohémie, la puerpéralité, la scarlatine, la variole, la rougeole, la méningite cérébro-spinale, les oreillons, l'érysipèle, la diphthérie, la fièvre typhoïde, la dysenterie, la morve, le charbon, la syphilis, la pneumonie ; il consacre même un chapitre spécial aux pseudo-rhumatismes infectieux proprement dits. Pour sa démonstration, l'auteur emprunte l'argumentation du professeur Bouchard relative à la blennorrhagie, se réservant de l'appliquer aux autres maladies infectieuses.

C'est ici, qu'avec M. le Dr Lancereaux, nous nous séparons de la théorie de M. Bourcy. Et d'abord, au terme impropre, selon nous, de pseudo-rhumatisme, nous préférons de beaucoup le mot d'arthrite qui est moins significatif et permet de réserver la nature de la maladie.

Ainsi que le fait remarquer M. le docteur Lancereaux, ou bien l'affection décrite est de nature rhumatismale et, dès lors, elle a tous les droits à l'appellation de rhumatisme, ou bien, au contraire, elle n'emprunte rien à cette origine et, dans ce cas, n'est-il pas tout au moins inutile d'exposer à une confusion?

Donc, tout ce qui ne sera pas rhumatisme, sera, pour nous, arthrite, quelle qu'en soit d'ailleurs la cause primitive.

Puis, nous refusant, en l'absence de données bien établies et en présence des théories diverses qui partagent actuellement le monde médical, à une assimilation complète entre les diverses arthrites qui ne relèvent point du rhumatisme, nous classerons, toujours avec M. Lancereaux, les arthrites en :

Exsudatives. .
- Rhumatismale.
- Impaludique.
- Blennorrhagique.
- Femmes en couches.

Suppuratives .
- Fièvres graves . .
  - Variole.
  - Scarlatine.
  - Érysipèle.
  - Fièvre typhoïde.
- Infection. . . . .
  - Purulente.
  - Puerpérale.

Prolifératives .
- Herpétisme.
- Syphilis.
- Tuberculose.
- Scrofule.

Nous ne prétendons pas que ce soit là une division définitive, absolue, et n'admettant point une seule exception.

Elle nous a paru cependant répondre le mieux à l'observation des faits, et il est facile de constater qu'on peut y rapporter la très grande généralité des cas relatés. S'il est incontestable, en effet, que toutes les arthrites apparaissant dans le cours d'une fièvre typhoïde ne se terminent pas fatalement par suppuration, il n'en est pas moins vrai qu'on ne saurait méconnaître que c'est là leur tendance véritable et que celles, rares d'ailleurs, qui n'aboutissent pas à ce processus, sont pour ainsi dire, arrêtées dans leur marche naturelle, soit en vertu d'une intervention bien entendue, soit en vertu de causes plus difficiles à déterminer. De même tous les auteurs sont d'accord pour admettre que le rhumatisme franc tend habituellement vers la résorption de l'épanchement et que le rhumatisme blennorrhagique aboutit fréquemment à l'ankylose ; de même enfin, tout le monde connaît les fongosités tuberculeuses, les proliférations herpétiques, etc.

Nous nous réservons de revenir sur ce point important, et nous essaierons de justifier notre manière de voir par les observations mêmes que nous allons rapporter.

ÉTIOLOGIE

L'étiologie des arthrites survenant à la suite de la fièvre typhoïde est à peu près totalement inconnue ; l'âge cependant paraît jouer un rôle important dans la production de cette complication. Ainsi les sujets qui font l'objet de nos observations ont tous un âge variant de 9 à 28 ans, sauf le sujet de M. Bouillaud qui était âgé de 38 ans. Ce serait donc en moyenne vers l'âge de 20 ans, que cette complication serait le plus souvent observée. Le Dr William Keen, dans sa statistique portant sur 43 cas, établit également que c'est vers l'âge de 18 ans que l'on est le plus fréquemment atteint. C'est donc vers la fin de l'adolescence ou vers le début de l'âge adulte qu'éclatent généralement les complications articulaires de la dothiénenterie. Le sexe a-t-il une égale importance étiologique? Oui certainement ; les garçons sont de beaucoup les victimes préférées de l'affection ; le rapport serait de 3/1 pour le Dr Keen ; pour nous, il s'élèverait à 4/1. Quant à l'influence de la constitution, sans être aussi évidente, elle paraît cependant avoir joué un rôle manifeste dans quelques cas, et les auteurs ont noté et fait ressortir avec soin que des manifestations scrofuleuses avaient précédé, chez quelques-uns de leurs sujets, les déterminations articulaires.

SYMPTOMATOLOGIE

Les arthropathies typhiques, bien que ne se présentant pas toujours avec le même appareil symptomatique, ne peuvent cependant donner lieu à aucune confusion. En effet, le plus souvent, c'est le malade lui-même qui appelle l'attention du médecin sur son affection articulaire ; la douleur est constante et souvent même très intense ; elle est exaspérée par les moindres mouvements, spontanés ou provoqués, et le sommeil en est rendu quelquefois impossible.

La tuméfaction est la règle et peut résulter soit de l'infiltration des tissus périarticulaires, soit de l'épanchement qui suit presque nécessairement l'inflammation de la jointure. Les téguments sont tendus et offrent une coloration variable, tantôt rouge, tantôt blanche, ou enfin absolument normale. La région est chaude et très douloureuse à la pression dans la généralité des cas.

Instinctivement le malade donne à son articulation une attitude spéciale, dans laquelle les souffrances sont moins intenses. Enfin dans certains cas, les parties avoisinant l'articulation sont le siège d'inflammations de voisinage et des abcès apparaissent soit dans le tissu cellulaire, soit dans les gaines tendineuses. Dans l'observation de M. Verneuil rapportée plus loin, ce chirurgien, en opérant le redressement du membre, a pu très nettement percevoir de petits craquements produits par la rupture d'adhérences synoviales. Ajoutons que c'est là un fait rare et, qu'en général, les mouvements communiqués à l'articulation ne donnent lieu à aucun bruit appréciable.

Les symptômes généraux sont, dans les cas d'arthrites avec fausses membranes et adhérences, très peu accusés et passent à peu près complètement inaperçus ; mais dans les cas plus nombreux où la phlegmasie est franche et s'accompagne de rougeur avec gonflement, les phénomènes généraux s'accusent davantage ; la réaction fébrile peut être très marquée, et s'accompagner de frisson, d'abattement, d'agitation, d'un état saburral des voies digestives, etc.

Dans aucun des cas signalés, on n'a observé de complication du côté des séreuses cardiaque ou pulmonaire. Mais parmi les phénomènes morbides que détermine l'arthrite typhique, comme d'ailleurs l'arthrite aiguë, quelle que soit sa cause, il faut noter particulièrement l'atrophie des muscles ou de certains groupes musculaires qui entourent la jointure. Cette atrophie, qui apparaît peu de jours après la lésion, est quelquefois assez prononcée pour s'accompagner d'une paralysie plus ou moins complète. Nous en observons en ce moment un exemple très net dans le service de M. le Dr Lancereaux. Le malade, en effet, déclare qu'il ne peut soulever son bras, non pas tant à cause de la douleur provoquée par le mouvement que par insuffisance musculaire, et à la mensuration nous avons constaté en un laps de temps très court, 8 jours, une différence de 2 centim. 1/2 entre les deux bras.

Observation I

(Thèse de M. Bourcy) (obs. de M. Bouillaud).

Fièvre avec phénomènes typhoïdes très prononcés pendant le cours de laquelle il survient des douleurs avec gonflement de l'articulation tibio-tarsienne gauche et au bras droit depuis l'épaule jusqu'au coude, en même temps que des pustules avec phlyctènes sur diverses régions du corps. Pus jaune, homogène dans l'articulation tibio-tarsienne et le tissu cellulaire intermusculaire du bas de la jambe gauche, pus jaunâtre et un peu gélatiniforme de l'articulation scapulo-humérale droite, et dans la coulisse synoviale du tendon, du biceps brachial. Phlébite de la veine axillaire et des veines situées au devant de l'articulation.

Mougeot, 38 ans, d'une constitution de force moyenne, un peu maigre, se disait malade depuis six jours, lorsqu'il fut admis à la clinique le 1er juin 1837.

Le premier jour de sa maladie, il fut pris d'éblouissements, de fièvre, sans aucune douleur locale. Il eut des sueurs la nuit suivante ; le lendemain il voulut travailler, mais la céphalalgie et les tournoiements de tête qu'il éprouva l'obligèrent à se recoucher.

A partir du troisième jour, aux symptômes précédents se joignit une vive douleur au pied gauche et au bras droit. Il ignore la cause de sa maladie (un peu alcoolique, ayant autrefois présenté des troubles intellectuels).

Le jour de l'entrée, 1er juin, le malade est venu à pied à l'hôpital, mais difficilement, et soutenu par deux camarades ; il s'était arrêté deux fois en route par suite d'étourdissements avec éblouissements et tintements d'oreille.

Céphalalgie générale ; point d'épistaxis, teinte jaune de l'ovale inférieur du visage ; langue saburrale humide, soif, anorexie, ventre indolent, pas de gargouillements dans le flanc droit, pas de selles depuis 6 jours ; toux rare ; point de crachats, respiration accélérée (32 à 36). Rien d'anormal aux plèvres, aux poumons, au cœur. Chaleur assez vive et sécheresse de la peau, douleur et gonflement de l'articulation tibio-tarsienne gauche et du bras droit depuis l'épaule jusqu'au coude.

Le 2. — Point d'amélioration ; sueurs abondantes, lèvres et dents sèches, langue également sèche en avant, saburrale à sa partie moyenne, rosée à sa circonférence ; haleine fétide, ventre affaissé et indolent, pas de selles depuis 7 jours ; 8 taches rosées sur le ventre et la poitrine ; pouls à 84 ; un peu de râle muqueux fin en arrière à droite et dans le tiers inférieur de la même région à gauche ; toux rare, sans expectoration, persistance de l'état de faiblesse avec stupeur assez marquée.

Le 3. — Sueur abondante, insomnie, céphalalgie un peu moindre, ventre toujours indolent, aplati ; point de selles ; langue saburrale, haleine moins fétide ; pouls à 80 le matin, à 100 le soir ; persistance de la douleur du pied gauche et du bras droit.

Le 4. — Insomnie par suite de la douleur du pied gauche ; la veille au soir, frisson intense suivi de sueurs ; pouls à 76, 80.

Urine claire, jaune, acide, légèrement albumineuse. Langue blanche, saburrale, persistance de la constipation. Un peu de gargouillement dans le flanc droit.

Le 5. — Persistance de la douleur et du gonflement à la région interne de l'articulation tibio-tarsienne gauche, articulation dont la circonférence l'emporte de six à sept lignes sur celle de l'articulation opposée ; chaleur douce et modérée de la peau. Pouls à 84. Urine non albumineuse. Langue toujours saburrale ; gargouillement iléo-cœcal.

Le 7. — Pied gauche moins douloureux et moins gonflé, mais augmentation de la douleur du bras droit depuis le coude jusqu'à l'épaule ; visage de plus en plus abattu. Pouls à 84.

Le 8. — Abattement très prononcé ; insomnie ; langue sèche, grillée, pouls à 100 ; le gonflement de l'articulation du cou-de-pied a pris un caractère œdémateux. Ventre affaissé, sans gargouillement, sans éruption d'aucune espèce de taches ou de papules ; une selle ; petite pustule au-dessus du sourcil gauche.

Le 9. — Visage altéré, mains sèches, langue grillée ; gargouillement iléo-cœcal ; papule sur l'hypochondre droit, frissons suivis de chaleur et de sueur ; sudamina. Pouls à 100.

Persistance de l'empâtement du pied gauche, avec fluctuation vers la malléole externe.

Le 10. — L'abattement, la prostration et les autres symptômes de l'état typhoïde se prononcent de plus en plus ; douleurs et gargouillement dans la fosse iliaque ; le malade perd ses urines et ses matières fécales.

Langue grillée, nouveaux sudamina ; tremblement des doigts et soubresaut des tendons.

Le 11. — Stupeur de plus en plus marquée, réponses brusques ; yeux chassieux ; bouche entr'ouverte, peau chaude et moite, nouveaux sudamina.

Le 12. — Nouvelle pustule sous la joue gauche, surmontée d'une phlyctène et entourée d'un cercle rouge, pustules semblables sur le tronc et sur les membres supérieurs et inférieurs, gonflement œdémateux du coude et de l'avant-bras droit. — État comateux ; — pupilles inégales — pouls petit, à 120, — langue croûteuse — râle trachéal.

Mort à 8 heures du soir.

Autopsie, 13 heures après la mort.

1° *Organes intérieurs.* — Les petites tumeurs de la peau du visage, du tronc et des membres comprennent toute l'épaisseur du derme, et ne contiennent pas de pus. Pus jaunâtre et un peu gélatiniforme dans les coulisses du tendon du biceps brachial droit, ainsi que dans l'articulation humérale correspondante ; les petites veines placées au-devant de cette articulation, ainsi que la veine axillaire, ont leurs parois épaissies, comme artérialisées et contiennent des caillots fibrineux assez denses.

Foyer d'un pus jaune et homogène dans l'espace cellulaire qui sépare en bas le tibia du péroné gauche, ainsi que dans l'articulation tibio-tarsienne correspondante. Les veines sont saines.

2° *Organes circulatoires et respiratoires.* — Poumon gauche.

adhérent en arrière par des fausses membranes molles et albumineuses, généralement engoué, mais surtout à sa partie postérieure, où il présente une teinte livide, violacée, à peu près comme dans certains cas d'infection putride du sang. Poumon droit généralement adhérent et d'ailleurs dans le même état que le gauche. Dans un point du méat inférieur de la fosse nasale droite, la membrane muqueuse est un peu violacée, et comme fongueuse, mais elle ne présente point d'ulcération et paraît plutôt sèche qu'humide ou couverte de mucosités.

Caillots fibrineux dans les cavités du cœur dont toutes les valvules sont rouges. Aorte saine, sans coloration anormale.

3° *Organes digestifs et annexes.* — Membrane muqueuse de l'estomac d'un rouge vif, et ramollie dans la région du grand cul-de-sac; emphysème sous-muqueux dans le commencement du jéjunum. On ne trouva aucune altération notable dans les plaques de Peyer, qui furent examinées avec le plus grand soin.

Larges plaques rouges avec ramollissement de la membrane muqueuse, disséminées dans le gros intestin, le colon ascendant surtout.

Foie volumineux, d'une médiocre consistance, d'une couleur un peu fauve. Vessie saine.

4° *Centres nerveux.* — Congestion sanguine des enveloppes du cerveau, dont la substance est généralement un peu molle. »

OBSERVATION II

(M. Barth présente un exemple d'abcès multiples provenant de l'autopsie d'un individu atteint de fièvre typhoïde. — *Bulletin de la Société anatomique*, 1853).

« Un jeune homme de 19 ans, serrurier, habitant Paris depuis deux ans, robuste, habituellement bien portant, entre à l'hôpital Beaujon, le 19 février 1853. Il est malade depuis huit jours, et présente des frissons, de la courbature, céphalalgie, soif, anorexie, un peu de toux, l'aspect typhoïde. Le pouls est à 112, la peau chaude, a langue blanche à la base, rouge sur les bords; une tache rosée se emarque sur l'abdomen; des râles sonores et muqueux sont disséminés dans toute la poitrine. Les jours suivants, les caractères de la fièvre typhoïde deviennent de plus en plus tranchés. Le 27, le pouls est à 148, la face décolorée, la langue sèche, des selles sanglantes se manifestent. Les jours suivants, un peu d'amélioration, le pouls descend à 116.

Le 3 mars, il survient un frisson violent et prolongé, le pouls arrive à 145, toute la muqueuse buccale est couverte d'une exsudation pultacée, le coude gauche est douloureux.

Le 6, le coude est tuméfié et évidemment fluctuant. Les traits sont altérés, la respiration est fréquente, le pouls presque insensible.

Le malade meurt le 7 mars, au 23e jour de la fièvre typhoïde.

A l'autopsie, on remarque une coloration ecchymotique à la partie droite du thorax. Le coude contient 25 à 30 grammes d'un pus crémeux ; la synoviale est légèrement injectée. Le cœur présente quelques ecchymoses à la superficie du bord droit ; dans le poumon droit, congestion hypostatique, petites ecchymoses sous-pleurales.

L'intestin grêle présente, vers sa terminaison, des ulcérations assez nombreuses, à bords décolorés tendant à la réparation. Les ganglions mésentériques sont volumineux, rougeâtres et blanchâtres, ramollis, friables. La muqueuse du gros intestin est ramollie, l'estomac, le pancréas sont sains. Le foie, volumineux, mou, présente à la face inférieure du lobe gauche une saillie formée par une masse de la grosseur d'une pomme d'api, infiltrée d'un pus fétide avec une zône de coloration ardoisée et contenant une matière pulpeuse assez concrète. Un autre abcès plus petit, formé par la réunion de petits foyers, existe à la base inférieure de ce lobe ; enfin, un troisième abcès, de la grosseur d'une noix, se trouve au bord postérieur du lobe droit. La vésicule biliaire est distendue par une bile très fluide.

La rate est très volumineuse, très ramollie, facile à réduire en pulpe ; on remarque le long de son bord interne, sept à huit noyaux semblables aux épanchements sanguins, mais mous et laissant écouler, à la pression, un liquide lie de vin, puriforme. On ne trouve rien dans la veine splénique, ni dans la portion conservée de la veine mésaraïque, ni dans les ramifications de la veine porte autour du gros abcès ».

Quelques considérations sur la luxation du fémur sur-
venue dans le cours de la fièvre typhoïde épidémique par
le Dr Capelle de Roulers (1).

« A chaque épidémie, les annales de la science enregis-
trent des faits nouveaux. Il est facile de comprendre d'où
résulte cette particularité, quand on considère au milieu
de quel concours de circonstances une maladie épidémique
se développe. Combien, en effet, ne doit-il pas être rare
que toutes soient identiques et réunies. Tantôt c'est le genre
spécial de l'épidémie qui diffère, tantôt il existe des différences de lieux, de saisons, de climat, d'état hygrométrique,
électrique, miasmatique, etc, de l'air atmosphérique.

Il n'est pas dans nos vues de faire la relation des phénomènes remarquables que nous avons eu l'occasion d'observer pendant l'épidémie de fièvre typhoïde qui a régné en
1859 et 1860 à Roulers et dans les communes voisines.
Notre but unique est d'appeler l'attention sur une lésion
qui n'a d'autre lien de parenté avec l'épidémie que celui
d'être apparue pendant son existence, mais qui offre une
haute importance pratique à cause des suites fâcheuses
et irréparables qu'elle entraine après elle, si elle est mé-
connue ou si elle n'est pas reconnue à temps.

Voici ce dont il s'agit :

OBSERVATION III

Le nommé R.., âgé de 17 ans, d'un tempérament éminemment
lymphatique, devint malade le 24 du mois de novembre 1859.

Appelé le 26, je diagnostique le début d'une fièvre typhoïde ;

1. Journal de Médecine et de Chirurgie de Bruxelles. Ann. 1861.

fièvre intense, céphalalgie, abattement. Le lendemain et jours suivants, épistaxis, délire, diarrhée, météorisme du ventre. Ces symptômes sont bientôt suivis d'une rapide décroissance des forces ; pouls petit et misérable, amaigrissement, faiblesse extrême, soubresauts des tendons, perte de toute intelligence.

Le 20 décembre suivant, quoique le malade ne se fût plaint jusqu'ici que de l'incommodité résultant de l'action des sinapismes, il accuse des douleurs de la hanche et de la cuisse droite. La mère me souffle le mot dislocation. Je vois, en effet, un raccourcissement du membre, mais je l'attribue à une mauvaise position du malade dans son lit. Bien que la mère soupçonne les manœuvres auxquelles a été soumis le sujet lorsqu'on l'a changé de lit, je ne vois en cela aucune violence capable de produire l'accident ; je me contente de prescrire quelques frictions calmantes ; aucun soulagement.

Le 30 décembre, j'examine le malade et je constate une luxation ilio-ischiatique du fémur droit ; flexion de la cuisse sur le bassin, adduction et rotation en dedans du membre ; raccourcissement d'environ deux pouces, tête fémorale dans la fosse iliaque externe. Quinze jours s'étaient écoulés depuis le début. Avant de procéder à la réduction, je demande l'avis et le concours de mon honoré collègue M. le Dr Berten d'Hooglede, qui, comme moi, constate une luxation ilio-ischiatique du fémur. Les tractions amènent facilement la tête du fémur jusqu'au devant de la cavité cotyloïde, mais il est impossible de la replacer dans son réceptacle ; nous maintenons toutefois le membre à sa longueur normale à l'aide de l'appareil ouaté amovo-inamovible. Les douleurs diminuent au point de disparaître presque entièrement. Deux mois après, des abcès s'ouvrent autour de l'articulation ; enfin après 8 mois d'efforts et de patience, nous sommes obligés d'abandonner le malade aux ressources de la nature ; *opera et impensa periit.*

OBSERVATION IV

Le 25 du mois de septembre 1860, je fus appelé en consultation avec mon honoré confrère le Dr Debrabant, de Roulers, pour une fille de 9 ans souffrant de l'articulation coxo-fémorale gauche. Les parents de cette fille sont d'une excellente constitution, et elle-même avant sa maladie était douée de tous les attributs d'un heureux tempérament. Voici le début de la maladie : fièvre intense, céphalalgie, prostration, hémorrhagie nasale, délire. C'est dire suffisamment qu'il s'agissait d'une fièvre typhoïde qui bientôt, présenta tous les symptômes de la forme ataxo-adynamique ; amaigrissement, faiblesse extrême, pouls petit, presque imperceptible, absence de toute intelligence. L'affection coxo-fémorale était survenue subitement, quatre semaines avant notre visite actuelle, sans cause connue. Voici quel était l'état du membre ; flexion de la cuisse sur le bassin, adduction et rotation en dedans du membre, raccourcissement d'environ deux pouces, tête fémorale dans la fosse iliaque externe, gonflement inflammatoire de l'articulation, dur et très douloureux aux moindres mouvements ; c'était donc une luxation ilio-ischiatique. Je fais part de mon observation de décembre 1859 et nous nous contentons de prescrire l'immobilité la plus complète. Voici les motifs de notre inaction : 1° la faiblesse extrême de la malade ; 2° le gonflement inflammatoire de l'articulation ; 3° les douleurs excessives provoquées par les moindres mouvements ; 4° le temps écoulé depuis le début ; 5° le danger de l'emploi des anesthésiques ; 6° l'insuccès du cas précédent.

Observation V

Vers le même temps, le hasard me fournit l'occasion d'observer un cas analogue chez un garçon de 15 ans atteint de fièvre typhoïde, dont le début datait du 20 du mois d'octobre 1859 ; fièvre intense, céphalalgie, saignement du nez, diarrhée, selles sanguinolentes, délire. etc. A la fin du 3ᵉ septénaire, maigreur et faiblesse extrêmes, adynamie profonde. A ma visite du 15 du mois de novembre suivant, on m'apprend que le malade ne cesse de crier et qu'il accuse comme siège de la douleur, la hanche et la cuisse droites. Ces souffrances se sont déclarées après qu'on l'eût porté d'un lit sur un autre ; prévenu par mes malheurs antérieurs, j'ai hâte d'examiner : raccourcissement d'environ un pouce, flexion de la cuisse sur le bassin, membre dans l'adduction, tête fémorale dans la fosse iliaque externe. Sur le champ je me mets en besogne ; les tractions amènent facilement la tête du fémur jusque vis-à-vis de la cavité cotyloïde, la réduction se fait sans difficulté ; un appareil ouaté amovo-inamovible est appliqué et laissé en place jusqu'à la guérison complète de notre malade.

OBSERVATION VI

(Empruntée à la thèse de M. Bonnet et communiquée par M. Verneuil).

L- nommé Auguste G..., cordonnier, âgé de 15 ans, est entré à l'hôpital de la Pitié, dans le service de M. Verneuil, salle Saint-Louis, n° 6, le 18 juillet 1878.

Le malade n'accuse aucune maladie d'enfance, mais mentionne des antécédents scrofuleux ; engorgements ganglionnaires, gourme, mal aux yeux. Ses parents sont morts jeunes, mais il est impossible de savoir à quelle affection ils ont succombé.

G... a eu une fièvre typhoïde qui a commencé le 22 avril dernier, et qui a duré deux mois environ ; le malade n'ayant pas été soigné à l'hôpital, nous n'avons pu avoir aucun renseignement précis sur la marche de la maladie. Le malade dit seulement avoir eu du délire dans le cours de sa maladie. Pendant sa convalescence, sa cuisse gauche s'est fléchie sur le bassin ; le malade ne se souvient pas à quel moment cette flexion s'est manifestée. Quelques jours avant de se lever, il s'aperçut que sa cuisse était légèrement fléchie et il ne put pas l'allonger, quelque effort qu'il fît pour y arriver. Cette flexion d'abord peu prononcée, n'a pas cessé d'augmenter jusqu'au jour où le malade s'est décidé à entrer à l'hôpital.

État du malade à son entrée à l'hôpital : A gauche, la cuisse est fléchie sur le bassin, faisant avec lui un angle de 130 degrés environ, flexion à angle droit de la jambe à la cuisse. Le membre inférieur, tout entier, est dans l'adduction avec rotation en dedans. Le bassin est légèrement élevé du côté du membre affecté. Le membre inférieur et le bassin du côté droit sont dans une attitude normale.

Ici, M. Bonnet fait observer que l'attitude du membre pouvait faire naître l'idée d'une tumeur blanche de la hanche à la deuxième période ; mais si l'on remarque que cette déformation a commencé à se produire quelques jours seulement avant la guérison complète de la fièvre typhoïde et que, par conséquent, il ne s'est écoulé qu'un mois environ avant l'examen de M, Verneuil, on conviendra que cet espace de temps, est matériellement insuffisant pour qu'une coxalgie ait pu produire des désordres tels que l'attitude du membre semble révéler.

M. Verneuil écarta donc l'hypothèse d'une coxalgie que la mensuration (raccourcissement apparent et non réel) et l'absence de douleur à une pression même vigoureuse, joints à l'argument que nous venons d'invoquer ne pouvait autoriser à admettre, et pensa à une contracture musculaire sans luxation.

Le 24 juillet, on soumet le malade à la chloroformisation pour réduire la contracture. Le redressement se fait bien, mais non sans quelques difficultés. A mesure que M. Verneuil ramène le membre dans sa position rectiligne, il éprouve de petites résistances, émanant de l'articulation coxo-fémorale, qui cèdent d'ailleurs, sans beaucoup d'efforts, avec de petits craquements nettement perçus par l'opérateur.

Le redressement accompli, le membre est placé dans un appareil inamovible. Pas de réaction fébrile.

L'appétit est bon. Sous l'influence d'une bonne alimentation, le malade achève de recouvrer complètement ses forces.

L'appareil est enlevé le 15 octobre. On constate un redressement complet du membre, sans le moindre raccourcissement. Avec la flexion a disparu aussi la rotation en dehors. Les épines iliaques antérieures et supérieures sont situées sur une même ligne perpendiculaire à l'axe du corps. Quelques jours après, l'enfant sortait de l'hôpital n'ayant plus qu'un peu de raideur dans son membre.

M. Bonnet fait remarquer avec raison qu'un résultat aussi favorable n'eût pu être obtenu en si peu de temps, si l'on avait eu affaire à des accidents de la deuxième période de la coxalgie. Nous écartons donc, à son exemple, cette dernière affection pour nous rattacher à l'hypothèse d'une arthrite dont l'existence, affirmée par M. Verneuil, est mise hors de doute par les légers craquements perçus en opérant le redressement du membre. Ces craquements s'expliquent tout naturellement par la rupture de petites adhérences développées sur la membrane synoviale coxo-fémorale par une phlegmasie consécutive à la fièvre typhoïde.

OBSERVATION VII

(Empruntée à la thèse de M. Bonnet et faisant suite à la précédente).

Le nommé L.., 21 ans, infirmier, est entré à l'hôpital de la Pitié, le 22 septembre 1878, salle Saint-Anathase, n° 14.

Durant sa jeunesse il n'a jamais été malade ; mais il a eu la gourme.

Pas de maux d'yeux ; jamais de rhumatisme.

Dans sa famille, on ne trouve aucun antécédent diathésique. Il est venu à Paris en 1876, et, deux mois après son arrivée, un mal au coude gauche, dont il souffrait déjà depuis plus d'un an, l'obligeait à entrer à l'hôpital Saint-Antoine. Il avait une tumeur blanche. Deux mois après, on lui fit la résection du coude et la guérison eut lieu avec une ankylose complète. Ne pouvant plus dans ces conditions reprendre son métier de boulanger, il resta dans les hôpitaux comme infirmier. Au mois de septembre 1878, pris d'un malaise général, il entrait dans le service de M. Gallard.

Les symptômes qui se manifestèrent, ne laissèrent bientôt plus de doute sur la nature de sa maladie. Il avait la fièvre typhoïde. L'affection ne présenta rien de particulier dans son cours, elle suivit une marche régulière, ne provoquant pas de délire, ni aucune complication du côté des organes respiratoires. Le malade était déjà entré en pleine convalescence, lorsque le 7 octobre, c'est-à-dire le 25' jour après le début de la fièvre, il éprouva une vive douleur au niveau du coude droit et un peu de gêne dans les mouvements.

Le 8. — Les douleurs persistant, on fit faire des lotions laudanisées. La réaction fébrile vint bientôt s'ajouter aux douleurs, et le 9, le thermomètre marquait le matin 37°,6, et le soir 38°,6.

Le 10. — On remarque un gonflement assez notable de l'articulation. On constate surtout sur les côtés de l'olécrâne des bosselures au lieu des dépressions qui y existent normalement. Il n'y a pas de changement de coloration à la peau. La langue est légèrement couverte d'un enduit saburral; l'appétit est faible. Durant toute la nuit, il y a eu de l'agitation. Disons tout de suite que pendant tout le temps de la maladie, le cœur et les organes respiratoires n'ont jamais rien présenté d'anormal à l'auscultation.

Matin T. 38°,2, soir T. 39°.

On continue pendant quelques jours les cataplasmes laudanisés et les lotions émollientes. Pendant ce temps la température du matin oscille entre 37°,6 et 38°,4, et celle du soir entre 38°,8 et 39°,4. Le gonflement augmente toujours. Le malade tient son avant-bras dans une légère pronation et fléchi sur le bras d'un angle de 90° environ. Il nous dit que c'est la position qui lui occasionne le moins de souffrance. A la plus légère pression, ou sous l'influence du plus petit mouvement, la douleur devient excessive. L'appétit n'est pas bien grand.

Le 18. — Devant la persistance de cet état, M. Gallard demande l'avis de M. Verneuil qui fait placer le membre dans une gouttière, de façon à l'immobiliser le plus complètement possible, et appliquer un vésicatoire. Dans la gouttière, l'avant-bras est dans une demi-pronation et fléchi à angle droit sur le bras. T. matin 36°,2, soir T. 39°,4,

Le 19, au matin, T. 38°. Le malade nous dit avoir passé une assez bonne nuit et éprouver un soulagement sensible; soir T. 38°,5.

Le 20. — L'amélioration s'accentue. T. matin 37°,6, soir 38°,5. Les jours suivants, le malade reprend l'appétit et n'a bientôt plus qu'une légère élévation de température dans la soirée. Le matin, aucune réaction fébrile. Les symptômes locaux se sont aussi manifestement amendés ; la douleur est beaucoup moins vive et le gonflement a sensiblement diminué.

Lorsque le 28, soit par l'effet de la marche naturelle de la maladie, soit plutôt parce que le malade, trop confiant dans sa complète guérison, avait un peu surmené son bras, une douleur aiguë lancinante, réapparaît, promptement suivie d'une tuméfaction générale du coude.

Aussi le 29, le thermomètre monte dans la soirée à 39°,2. La langue n'est pas trop chargée ; on continue les cataplasmes laudanisés.

Le 30, matin. T. 37°,5. — Nuit bonne. Le gonflement s'est propagé au-dessus et au-dessous de l'articulation du coude. La peau est légèrement modifiée dans sa coloration par une teinte rosée. Soir, T. 39°.

Le 31, matin. T. 37°,2. — Le soir, le malade éprouve des élancements un peu au-dessus du pli du coude.

Le 2 novembre, matin. T. 37°,2. — Soir, T. 39°,9. — Le gonflement a envahi la moitié inférieure et antérieure du bras avec teinte rosée de la peau. Du côté de l'avant-bras, la tuméfaction ne progresse pas.

Le 3, T. matin 37°,6. — T. S. 39°,4. — Élancements à la partie inférieure et antérieure du bras ; les ganglions de l'aisselle sont légèrement engorgés,

Le 4, matin 37°,6. — La coloration de la peau au niveau du pli du coude, est devenue tendue, luisante, d'un rouge foncé. Soir, T. 39°,4. On sent un empâtement de toute la région.

Le 5, matin, T. 37°,4. — M. Verneuil fait une incision au-dessus du pli du coude. Il s'en écoule un pus bien lié et assez abondant. On place dans l'ouverture un tube de caoutchouc et on continue les cataplasmes. Le soir, le malade accuse un soulagement assez notable, moins de douleur et de tension. T. 38°,6.

Le 7, matin, T. = 38°,6, soir T. = 39°,2. Nouvelle poussée inflammatoire. Le lendemain, la température est sensiblement la même.

Le 9, on constate qu'un abcès s'est formé, à peu près sans douleur, à la partie inférieure et interne de la cuisse gauche, au niveau de l'anneau du troisième adducteur. On l'ouvre et il s'écoule environ deux cuillerées de pus crémeux. De l'ouverture faite au bras droit, il s'écoule toujours un peu de pus.

A dater du 11 novembre, la température baisse graduellement, la rougeur disparaît peu à peu ; mais le gonflement est plus lent à s'effacer. Ainsi, tandis que le 16 il n'y avait plus de fièvre, presque plus de rougeur, la tuméfaction du coude, et l'empâtement de la partie inférieure du bras étaient encore très manifestes. Les mouvements et la pression étaient toujours un peu douloureux.

Durant cette période de résolution, il était survenu un abcès à la face postérieure et supérieure du bras droit, et un autre à la marge de l'anus. On les a ouverts, dès leur apparition ; leur cicatrisation s'est faite, mais un peu tardivement. Voici enfin quel était l'état du malade le 27 novembre, jour où nous avons cessé de prendre l'observation. L'ouverture faite par l'incision au niveau du coude, ne suppure plus depuis quatre jours et marche vers la cicatrisation. La tuméfaction a totalement disparu, mais il reste un léger empâtement de la région.

Les mouvements de l'avant-bras ne sont plus douloureux, mais limités. Dans la plus grande extension, l'avant-bras fait à peine avec le bras un angle de 90 degrés environ. La flexion peut se faire complètement.

Dès les premières manifestations d'un mieux sensible, le malade avait recouvré promptement l'appétit, aussi son état général s'est-il, à bref délai, beaucoup amélioré. »

M. le D' Bonnet s'attache à démontrer, dans les réflexions qui suivent cette observation, que l'on a eu affaire à une arthrite aiguë avec épanchement intra-articulaire. A quelle autre affection, en effet, aurait-on pu penser? ajoute-t-il. A l'inflammation de la bourse séreuse de l'olécrâne? Mais le gonflement n'eût pas envahi toute l'articulation et l'on eût pu imprimer à l'avant-bras des mouvements assez étendus, sans provoquer de douleur. A une inflammation du tissu cellulaire péri-articulaire? Mais dans la première poussée inflammatoire, on n'a pas observé de rougeur à la peau, ce qui s'observe toujours dans l'hypothèse d'une inflammation superficielle. A une ostéite épiphysaire? Mais dans cette affection, il est assez facile avec un peu d'attention de constater que le maximum de la tuméfaction se trouve au-dessus ou au-dessous de l'interligne articulaire, c'est-à-dire correspond avec l'extrémité de l'os affecté, mais non au niveau même de l'articulation. De plus on aurait pu, dans ce cas, faire exécuter de petits mouvements sans provoquer de douleur.

Clinique médicale (*Gaz. méd.* 1881, p. 559). *Considérations sur un cas de fièvre typhoïde compliquée d'arthrites et de synovites purulentes généralisées, par le D' Robin.*

« On a signalé à plusieurs reprises des cas de fièvres typhoïdes compliquées d'abcès musculaires et viscéraux ; mais ceux dans lesquels la maladie s'est accompagnée de lésions articulaires ou périarticulaires sont d'une extrême rareté : c'est pourquoi l'observation suivante qui relate l'histoire d'un malade que nous avons traité récemment à l'hôpital Necker, nous paraît offrir un grand intérêt, tant à cause de certaines difficultés de diagnostic, qu'en raison de l'interprétation délicate que comporte cette rare complication d'une fièvre typhoïde par des arthrites et des synovites purulentes presque généralisées.

Voici d'abord le fait :

OBSERVATION VIII

Fièvre typhoïde adynamique ; synovites purulentes [de la gaîne de l'extenseur du gros orteil gauche et du petit orteil droit ; périostite suppurée de la face externe du tibia gauche ; arthrites purulentes dans la plupart des articulations ; broncho-pneumonie. Mort.

V. Edwin, âgé de 26 ans, cuisinier, entré le 5 août 1881 à l'hôpital Necker, salle Saint-Ferdinand, n° 19. Service de M. Blachez, suppléé par M. Albert Robin.

Le 29 juillet dernier, V. a été pris presque subitement de céphalalgie, d'une sensation de courbature générale, d'épistaxis répétées et de diarrhée ; il a dû prendre le lit le même jour et, depuis cette époque, les symptômes du début n'ont fait que s'aggraver. V. a eu du délire nocturne, la fatigue du début est devenue rapidement de la prostration. Le septième jour de sa maladie, on le conduit à l'hôpital.

Le 6 août. — A la visite du matin, nous commençons par nous enquérir de son passé et nous apprenons que V... n'a jamais été alité, mais que son état de cuisinier le contraignait à vivre dans des sous-sols souvent humides, il s'enrhumait facilement, et il souffrait souvent de douleurs vagues, mais sans localisations articulaires bien précises ; d'ailleurs ces douleurs n'ont jamais présenté d'acuité manifeste, et à aucune époque n'ont été assez intenses pour l'arrêter dans son travail. Ce n'est qu'en pressant beaucoup le malade qu'on parvient à lui arracher ces renseignements, car il est dans un état de prostration manifeste, sa face exprime la stupeur et son ouïe paraît fort diminuée.

Malgré sa prostration, V... comprend pourtant bien les questions qu'on lui adresse et y répond assez correctement, quand on a soin de parler haut et de répéter plusieurs fois la demande.

Langue étroite, amincie, effilée, sèche, très rouge sur les bords, avec des stries blanc grisâtre sur la partie centrale; ventre ballonné, sensible à la pression ; gargouillement dans la fosse iliaque gauche, diarrhée très abondante, parfois involontaire et d'une horrible fétidité.

La rate ne paraît pas manifestement augmentée de volume ; elle n'est pas douloureuse à la pression. Pas de taches rosées lenticulaires.

Pouls plein, fort, vibrant, très fréquent ; rien à l'auscultation du cœur.

Le malade tousse un peu, mais sans expectorer.

A l'auscultation on entend aux deux bases du poumon, en arrière, des râles sous-crépitants fins, et quelques râles de bronchite.

Insomnie, agitation nocturne, rêvasseries. bourdonnements d'oreilles. Urines d'aspect hémaphéique foncé, rares, renfermant un excès d'acide urique, un peu d'albumine et une notable proportion d'indican. T. M. 39°.

Diagnostic. — Fièvre typhoïde adynamique arrivée à la fin du premier septenaire.

Traitement. — Lotions vinaigrées froides, potion avec 4 grammes d'extrait de quinquina et 50 grammes d'alcool ; trois pots de limonade vineuse; deux lavements froids par jour additionnés d'une cuillerée à bouche de liqueur de Labarraque.

7. — Mêmes symptômes. T. M. 39°. T. S. 39°,6.

8. — Pendant la nuit, le malade a été très agité et s'est beaucoup plaint ; à la visite, nous le trouvons en pleine stupeur, répondant à peine aux questions et poussant des cris plaintifs chaque fois qu'on le remue. En le découvrant, on aperçoit sur la partie supérieure du gros

orteil droit, un peu en arrière de l'articulation métatarso-phalangienne, un gonflement rouge très douloureux et de consistance pâteuse ; étant donné le siège de ce gonflement et la liberté relative des mouvements de l'articulation, nous le localisons dans la gaîne tendineuse de l'extenseur du gros orteil.

Mais le malade souffre aussi quand on remue le genou droit, et, à ce niveau, on trouve un gonflement qui déforme l'articulation, mais sans rougeur de la peau ; l'articulation contient du liquide ; les mouvements du genou, la pression de la rotule, sont très douloureux.

T. M. 38°,8. T. S. 39°,6.

Traitement. — 0,50 cent. de sulfate de quinine, suppr. les lotions froides.

9. — L'état général devient de plus en plus grave ; l'adynamie est considérable ; le malade a peine à prendre du bouillon ; on éprouve une grande difficulté à lui faire avaler sa limonade vineuse.

En dehors des gonflements signalés hier, nous en trouvons de nouveaux qui se sont développés depuis hier matin :

1° Au pied gauche, sur la face dorsale, au niveau des gaînes synoviales de l'extenseur du petit orteil, rougeur vive sans gonflement, étendue en longueur, très douloureuse.

2° Au même pied, même symptôme au niveau du côté externe de l'articulation métatarso-phalangienne du gros orteil.

3° A la jambe gauche, sur la crête du tibia, tuméfaction molle, très rouge et très douloureuse, à l'union du tiers supérieur avec les deux tiers inférieurs de l'os.

T. M. 39°,8. T. S. 40°.

10. — Même état général ; diarrhée de plus en plus abondante ; ballonnement considérable du ventre ; pas de taches rosées. Depuis hier, de nouveaux points douloureux se sont développés :

1° Le doigt médius de la main droite est mantenu dans la demi flexion par un empâtement rouge et douloureux, occupant la plus grande partie de la face palmaire du doigt et s'étendant dans la paume de la main sur la gaîne synoviale du tendon fléchisseur.

2° Gonflement, rougeur et douleur vive au niveau de la bourse olécrânienne ; mais l'articulation n'est pas atteinte, et ses mouvements ne sont pas douloureux.

3° Tuméfaction et douleur vive, impossibilité des mouvements dans toute l'articulation du coude du côté gauche.

T. M. 39°,4. T. S. 40°,2.

11. — La diarrhée paraît moins abondante, mais le malade exhale une odeur très fétide ; sa peau est sèche et rugueuse ; l'intelligence est très obscurcie, l'adynamie tend à augmenter. Pouls très dicrote. Rien dans la poitrine ni dans le cœur. Urines foncées, mais sans hémaphéisme ; traces d'albumine. Indican notable.

T. M. 39°,6 T. S. 39°.

Prescriptions. — Supprimer le sulfate de quinine ; remplacer par 4 grammes de salicylate de soude

12. — L'état général ne se modifie pas, mais la diarrhée a cessé ; ce matin il y a eu des matières moulées, mais involontairement rendues.

Le gonflement de l'orteil droit devient de plus en plus superficiel ; la fluctuation y est manifeste. Le genou et le poignet gauches, intacts jusqu'ici, sont gonflés, rouges et douloureux depuis hier au soir. T. M. 30°,8. Soir 39°,6.

13. — L'abattement et la stupeur sont moins marqués ; la malade semble revenir à un état conscient, mais le ventre s'est notablement ballonné, la diarrhée a reparu. Même état des parties douloureuses ; mais le genou droit paraît moins sensible à la pression.

T. M. 38°,8 T. S, 39°.

14. — *Même état.* — Le gonflement de la bourse olécrânienne s'est ulcéré spontanément, et a donné issue à une grande quantité de pus séreux, jaune, sale, mal lié : le malade s'est senti soulagé après cette évacuation, T. M. 38°, soir 38°,6.

15. — Un peu d'amélioration. On cherche encore une fois, mais en vain, l'éruption caractéristique de la fièvre typhoïde. On soulève l'hypothèse d'une endocardite ulcéreuse, mais l'absence de tout phénomène cardiaque et de signes d'embolies vers d'autres organes font repousser ce diagnostic. On songe aussi à l'infection purulente, mais

le mode de début de la maladie, l'absence de porte d'entrée éloignent de cette hypothèse.

La tuméfaction de la jambe gauche et celle du genou droit paraissent s'améliorer.

T. M. 38°. T. S. 39°,2.

16. — Cette nuit, la diarrhée a repris avec une grande intensité ; le ventre est très ballonné et un peu douloureux. Le matin, le malade a vomi des matières glaireuses mélangées de jaune ; en outre, nous constatons une oppression très marquée. A l'auscultation des poumons, on trouve : à la base gauche, quelques bouffées de râles sous-crépitants vers la pointe de l'omoplate droite, un souffle tubaire très intense, mélangé de fines sous-crépitations, et perceptible sur une étendue ayant la dimension de la paume de la main.

Urines claires, hémaphéiques, sans albumine mais chargées d'acide urique.

L'articulation métatarso-phalangienne du petit orteil gauche est moins empâtée, mais la fluctuation y est très évidente, tandis que le gonflement des gaînes synoviales paraît avoir diminué. En faisant mouvoir cette articulation, on perçoit des craquements.

Le genou droit, très douloureux, contient beaucoup de liquide ; le genou gauche est moins sensible.

Fluctuation manifeste au niveau de l'épicondyle du coude gauche.

T. M. 38°. Soir 38°6.

Prescription. — Large vésicatoire sur la poitrine, en arrière et à droite. Suppression du salicylate.

18. — Malgré l'invasion de la complication pulmonaire, le malade se refroidit ; ses mains et sa face sont glacées. L'amaigrissement a fait de grands progrès. L'état général s'est sensiblement aggravé ; les réponses sont lentes et difficiles. Pas d'expectoration ; toux sèche, pénible, mais peu fréquente.

Le souffle gagne la base du poumon droit ; il paraît bordé par une zône de crépitation. Rien au cœur. Urines hémaphéiques, albumine notable, excès d'acide urique, indican très marqué. T. m. 38°,4. T. s. 39°.

Bazin

19. — Mêmes symptômes à l'auscultation ; le malade est dans un état de faiblesse extrême, les extrémités sont toujours froides.

On incise l'abcès du gros orteil gauche, qui fait saillie sous la peau amincie ; il en sort une énorme quantité de pus mal lié et séreux.

Urine assez albumineuse ; indican abondant ; beaucoup d'acide urique. T. M. 38°,6. Soir 39°.

20. — Diarrhée fétide très considérable et involontaire, l'intelligence est très affaiblie, les mains tremblent, le corps est couvert de sudamina blancs.

Le souffle pulmonaire ne s'est pas modifié. Même état des urines. T. M. 38°. Soir 38°,4.

21. — Une grande quantité de pus continue à s'écouler par l'ouverture faite au petit orteil gauche. On pratique une incision au niveau de la région métatarso-phalangienne du gros orteil droit ; il s'écoule une énorme proportion de pus séreux et fétide. Diarrhée profuse, le malade ne prend plus aucun aliment ; depuis quelques jours déjà, il est fort difficile de lui faire absorber un peu de liquide. Urine foncée, très trouble, ne renferme plus que des traces d'albumine. T. M. 38°. Soir 39°.

22. — Râles sous-crépitants dans toute la hauteur du poumon gauche ; le souffle occupe les deux tiers inférieurs du poumon droit. Refroidissement général ; intelligence complètement obscurcie, carphalogie, langue noire et sèche comme du bois. Ventre très ballonné. T. M. 38°,2. T. S. 38°,6.

23. — Algidité et cyanose généralisées : pouls filiforme, insensible. Mort à 10 heures du matin.

Autopsie pratiquée le 24, à 11 heures du matin. On commence par ouvrir successivement toutes les articulations et la plupart des gaînes synoviales tendineuses, afin d'y rechercher la présence du pus, et voici les points dans lesquels on le constate :

1° Articulations métatarso-phalangiennes du gros orteil gauche.

2° Gaînes tendineuses des extenseurs des orteils, et en particulier de l'extenseur du gros orteil.

3° Articulations métatarso-phalangiennes des petits orteils gauche et droit, ainsi que des gaînes tendineuses des extenseurs.

4° Articulations fémoro-tibiales droite et gauche.

5° Articulation du cou-de-pied droit.

6° Articulation du poignet droit.

7° Articulation phalangienne du médius droit.

8° Bourses séreuses olcérâniennes.

9° Articulation du coude gauche.

10° Gaînes synoviales du poignet droit.

11° Articulation de l'épaule droite.

En dehors de ces points, on trouve des collections purulentes dans les régions suivantes :

1° Face interne du tibia gauche. Périostite suppurée.

2° Région sous-hyoïdienne, dans le tissu conjonctif péritrachéal ; le pus a fusé sur les parties latérales de la trachée et du larynx, mais les articulations de celui-ci ne sont pas intéressées.

3° Vaste collection purulente située au niveau des cartilages des dernières fausses côtes du côté gauche, mais sans participation des articulations chondro-sternales et costales.

Les surfaces articulaires ne paraissent pas profondément altérées ; elles n'ont pas perdu leur poli, mais les synoviales sont rouges, injectées, et paraissent épaissies.

Le poumon droit est induré dans sa presque totalité ; mais dans le sommet, on trouve des noyaux de broncho-pneumonie disséminés, tandis que dans tout le reste de l'organe la broncho-pneumonie est généralisée et offre les lésions anatomiques caractéristiques de la broncho-pneumonie à noyaux confluents. Sur aucun point du poumon, on ne trouve d'abcès. La plèvre est saine. Le poumon gauche, congestionné dans toute son étendue, renferme des noyaux de broncho-pneumonie disséminés dans son lobe inférieur.

Le cœur paraît absolument normal à l'examen microscopique, comme fermeté, comme couleur et comme volume. Les valvules des deux cavités sont saines, mais imbibées par la matière colorante du sang.

Dans le péricarde, on trouve une cuillerée de liquide citrin.

Le foie, très volumineux, est d'un jaune brunâtre, très mou, exsangue ; il est manifestement gras. La vésicule renferme une très grande quantité de bile épaisse.

La rate n'est que légèrement augmentée de volume, et son tissu est ferme et consistant.

Les reins paraissent normaux à l'œil nu. La pie-mère est très vascularisée, mais le cerveau ne présente rien de particulier. L'estomac, un peu dilaté, a une coloration grisâtre, mais n'offre aucune altération. A la partie inférieure de l'intestin grêle, on trouve deux larges plaques de Peyer ulcérées assez profondement, mais dont les bords paraissent déjà en voie de cicatrisation. A quelques centimètres plus haut, troisième plaque ayant une longueur de 7 centimètres ; dans la cavité de l'intestin on trouve encore d'autres plaques à des degrés divers de réparation et un certain nombre de follicules clos, augmentés de volume et plus ou moins ulcérés ; d'ailleurs en dehors de ces follicules d'un gros volume, toute la partie inférieure de la muqueuse intestinale est recouverte de follicules plus petits, non ulcérés, mais donnant à cette muqueuse une apparence mamelonnée.

Dans toute la longueur du gros intestin, on rencontre des îlots de congestion interne. En résumé, en dehors des points précédents signalés, on ne trouve nulle part de collection purulente. »

« Nous croyons devoir rapprocher de ce premier fait l'observation qui nous a été communiquée par notre Collègue et ami M. Balzer, et qui, dans sa teneur générale, offre avec notre cas de frappantes analogies. »

Observation IX

Fièvre typhoïde adynamique ; arthrite purulente du genou gauche ; synovites non purulentes des gaînes tendineuses du poignet gauche ; broncho-pneumonie. Mort.

« L..., âgée de 26 ans, domestique, entre à Lariboisière, le 27 août, salle Sainte-Joséphine, n° 6.

Elle est atteinte d'une fièvre typhoïde datant d'une semaine environ et présentant le type adynamique le plus net. La maladie parut suivie cependant d'abord une marche assez régulière, puis l'adynamie s'accentua de plus en plus, et on constata l'apparition d'un écoulement purulent assez abondant de l'oreille droite. Dans les derniers temps, l'hébétude, la prostration augmentent ; état de somnolence continuel, signes de congestion, brancho-peumonie très intense.

Le 17 septembre on constate une tuméfaction assez considérable, mais indolore du genou gauche, fluctuation articulaire très manifeste, pas de rougeur à la peau. Il existe aussi une tuméfaction des gaines tendineuses du poignet et du dos de la main gauche avec rougeur cutanée, sans douleurs.

Le 18, la tuméfaction du genou augmente ; l'état du poignet reste stationnaire.

La malade succombe le 19 septembre.

Autopsie. — Poumons splenisés dans toute leur hauteur, à la partie postérieure. Cœur normal. Nombreuses plaques ulcérées dans l'intestin grêle, surtout au niveau de la valvule de Bauhin. Rate diffluente, foie, reins, en apparence normaux.

On trouve dans le genou gauche, la valeur d'un 1/2 verre de pus liquide, sans dépôts, sans flocons fibrineux ; la synoviale est à peine congestionnée ; les cartilages ont leur aspect normal. Au niveau du poignet gauche, on ne trouve qu'un œdème péri-articulaire sans suppuration. Les autres articulations n'offrent rien à considérer. »

OBSERVATION X (personnelle).

Fièvre typhoïde avec arthrite de l'épaule gauche, et abcès consécutif.

Le nommé F..., Pierre, âgé de 28 ans, célibataire, employé de commerce, entre le 17 mai dans le service de M. le docteur Lancereaux, salle Piorry, n° 4.

Il nous raconte que son père est mort à 54 ans, de congestion cérébrale, et que sa mère est morte à 35 ans d'une affection qu'il ne peut pas nous décrire. Il a une sœur et un frère, tous deux bien portants. Il est né à Paris et n'a jamais quitté cette ville que pour aller dans une ville du Nord où son service militaire l'a retenu pendant 4 ans.

Il n'accuse pas d'antécédents pathologiques personnels jusqu'à l'âge de 26 ans ; à ce moment il aurait été soigné, à la Pitié, pour une pleurésie sèche ; il en sortit guéri au bout de neuf jours et il est impossible de constater aucune trace de cette affection. Il y a un mois environ, il a souffert d'une névralgie sciatique dont il est complètement rétabli. Il a, dit-il, des pituites, le matin, tous les 7 a 8 jours ; mais il dort bien, n'a ni crampes ni cauchemars. Le foie est volumineux, déborde de deux en trois travers de doigt les fausses côtes et est légèrement douloureux à la percussion. La rate est volumineuse, à grand diamètre transversal.

L'urine analysée ne renferme ni sucre ni albumine ; sa densité est de 1028.

Il est malade depuis mardi dernier, c'est-à-dire depuis quatre jours ; bien portant la veille, il n'a pu dîner ce jour là, a été pris de frissons intenses, avec claquement de dents, de sueurs abondantes et de violente céphalalgie. Depuis ce jour, les frissons et les sueurs reviennent alternativement toutes les trois ou quatre heures. La céphalalgie frontale continue, mais sans élancements. La langue est blanche, très aplatie, humide et très légèrement tremblante. Le malade n'a plus d'appétit, mais il n'a pas de diarrhée et son sommeil est assez bon.

Température vespérale 39°,4.

18 mai. — Ce matin, épistaxis légère. Ipéca 2 gr. 50. T. M. 38°, Soir 38°,8.

19 mai. — Le malade n'a plus de frissons, ni de sueurs et la céphalalgie a disparu. T. M. 37°,8. Soir. 37°.

20 mai. — Même état ; mais la fièvre a augmenté sensiblement et M. Lancereaux prescrit 0,75 cent. de sulfate de quinine. T. M. 38°,4. Soir 39°,2.

21 mai. — La céphalalgie a reparu hier soir, mais elle n'est pas continue, elle paraît et disparaît irrégulièrement, sans paroxysmes marqués. Le malade accuse de la constipation, la langue est toujours blanche et étalée ; le sommeil est bon. Sulfate de quinine 1 gramme. T. M. 38°. T. S. 37°,8.

22 mai. — A 11 heures, hier soir, notre malade a été pris de frissons, de sueurs et de céphalalgie comme au premier jour de sa maladie. Il a eu un peu de toux cette nuit ; sa soif est vive, mais on ne constate pas de taches rosées ; la rate paraît encore augmentée de volume, elle mesure 11 centimètres verticalement et 18 transversalement. Le sulfate de quinine est maintenu. T. M. 39°,8. Soir 38°.

23 mai. — Les sueurs ont reparu et la céphalalgie persiste. — Suppression du sulfate de quinine.
T. M. 39°,6. T. S. 39°,8.

24. — T. M. 38°. — Soir 39°,6.

25. — Pas encore de taches lenticulaires.
T. M. 38°,2 ; T. S. 38°,4.

26. — Le malade a éprouvé des frissons hier soir, vers six heures, il a tremblé pendant un quart d'heure environ, puis sué abondamment ; ce matin, vers 7 heures, nouveau frisson avec claquement de dents ; les sueurs continuent et la soif est vive.

L'examen ne révèle l'existence d'aucune plaie. Le foie et la rate sont moins volumineux. Pas de souffle cardiaque ; pas de diarrhée et toujours pas de taches. Le malade a un peu de toux ; ses crachats peu abondants sont transparents, aérés, blancs et légèrement visqueux. Nous constatons une abondante éruption de sudamina le long de la colonne vertébrale. L'auscultation pulmonaire ne révèle l'existence d'aucune phlegmasie.

Prescription. — Sulfate de quinine 1 gr. 20. Potion de Todd et bain à 25 degrés. T. M. 40°,2 ; Soir 36°2.

27. — Le malade accuse des bourdonnements d'oreille. Le sulfate de quinine est réduit à 1 gramme.

T. M. 36°,4. Soir 39°2.

28. — Plus de frissons depuis trois jours, plus de céphalalgie. La langue est toujours humide et aplatie. Sulfate de quinine 1 gr. T. M. 38°,4 ; soir 38°.

30. — Le foie et la rate sont sensiblement diminués de volume ; les sueurs persistent ; mais l'abattement est plus considérable et la céphalalgie ne reparaît que le soir. Plus de frissons et pas de diarrhée ; sulfate de quinine 1 gramme. T. M. 37°,2. Soir 39°.

1er juin. — M. Lancereaux supprime le sulfate de quinine. Le malade accuse de la diarrhée et de la douleur au niveau de son épaule gauche, qui d'ailleurs n'est ni rouge, ni gonflée.

T. M. 38°,2. T. S. 38°,6.

2. — La diarrhée a recommencé, mais elle est modérée et le malade se plaint surtout de son épaule qui, dit-il, est très douloureuse. On prescrit une potion gommeuse avec 5 grammes de salicylate de soude. T. M. 37°. Soir 37°,4.

3. — Le salicylate de soude n'a pu être toléré ; on applique un vésicatoire sur la région scapulo-humérale.

T. M. 37°,8. T. S. 39°.

4. — Le vésicatoire nous empêche d'examiner l'articulation de l'épaule, mais le malade nous déclare que son état est le même ; les mouvements communiqués déterminent une vive douleur.

Sulfate de quinine 0,60. T. M. 38°. Soir 40°.

5. — La diarrhée persiste ainsi que les sueurs. Le sommeil est rendu presque impossible par les douleurs que provoquent les plus

légers mouvements du bras gauche. L'état général semble légèrement amélioré.

T. M. 37°,6. Soir 38°.

6. — Même état. Épistaxis légère. Le bras peut être mis dans l'extension mais l'épaule est toujours très douloureuse à la pression. Sulfate de quinine 0,75.

T. matin 37°, soir 37°.

8. — La fièvre a disparu ; le malade accuse un mieux sensible ; à l'inspection, l'épaule gauche semble légèrement tuméfiée ; la pression y détermine de la douleur, mais les mouvements communiqués sont assez bien supportés.

9. — Le malade commence à être alimenté ; il ne se plaint plus que de son épaule qui, dit-il, est plus douloureuse dans la nuit que dans la journée et l'empêche de dormir.

10. — Même état.

12. — L'état général est tout à fait satisfaisant ; le malade nous dit être dans l'impossibilité de soulever son bras ; il ne peut l'écarter du tronc et [ne peut pas mettre la main sur la tête bien que l'articulation du coude soit libre ; c'est à peine s'il arrive à son menton avec sa main gauche.

Nous l'examinons avec soin et nous constatons une atrophie du bras gauche, appréciable à la vue. Circonférence au niveau du biceps dans l'état de relâchement :

Bras gauche. . . . . 0,25 cent.
Bras droit. . . . . 0,27 cent.

A l'avant-bras, la différence est de un centimètre seulement, au-dessus du coude.

M. Lancereaux prescrit une application de teinture d'iode.

13. — Les mouvements ont légèrement augmenté d'amplitude, mais la pression détermine une douleur bien localisée. à deux centimétres environ au-dessous de l'acromion.

14. — Le malade commence à se lever, ses forces reviennent, mais il ne peut toujours pas élever son bras au-dessus de sa tête.

15. — L'atrophie du bras gauche atteint 2 centimètres et demi.

16. — La douleur localisée et provoquée par la pression persiste tonjours, il nous semble percevoir un léger degré de fluctuation.

17. — Le malade a pris un bain sulfureux ; il accuse une diminution de douleur de son épaule gauche et peut élever son bras avec plu de facilité.

18. — L'atrophie du bras gauche atteint 3 centimètres ; au dynmaomètre la force déployée par le bras gauche ne mesure guère que la moitié de celle déployée par le bras droit ; la fluctuation au niveau de la partie antérieure de l'articulation scapulo-humérale dévient plus manifeste.

19. — Même état.

20. — L'atrophie du bras gauche n'a pas augmenté, le malade se prétend guéri et nous annonce son intention de demander sa sortie.

21. — M. Lancereaux, sur la demande expresse du malade, signe sa sortie ; mais en examinant l'épaule gauche, il la trouve tuméfiée, peu douloureuse ; il arrive à circonscrire une région nettement fluctuante et diagnostique un abcès de la bourse séreuse sous-deltoïdienne.

Nous regrettons de n'avoir pu suivre plus longtemps ce malade dont l'observation nous a paru intéressante à plus d'un titre et singulièrement confirmative de notre thèse. Le diagnostic de l'affection principale a pu seul paraître douteux au début, en l'absence de taches lenticulaires ; mais il suffit de jeter les yeux sur le tracé thermique pour éliminer toute autre maladie et accepter définitivement le diagnostic de dothiénenthérie.

Enfin, pour être complet, nous citerons les quelques lignes suivantes empruntées à M. le Dr Bourcy :

« Pendant la grande épidémie de 1882, sur 212 cas de fièvre typhoïde observés à Lariboisière, je ne notai, bien que mon attention fût éveillée sur ce point, que deux cas de pseudo-rhumatisme.

Ces deux cas se rapportent à de jeunes femmes (20 et 25 ans) d'une bonne santé habituelle, absolument indemnes de tout antécédent rhumatismal héréditaire ou personnel ; toutes deux furent guéries à la fin du troisième septenaire d'une dothiénenterie de moyenne gravité, de gonflement douloureux des poignets et des genoux, sans changement de coloration des téguments ni élévation de température. Le salicylate resta sans effet sur ces déterminations à forme torpide, qui durèrent environ une dizaine de jours et finirent par disparaître graduellement. »

Il est permis de supposer que ces deux observations devaient être peu concluantes, puisque M. Bourcy n'a pas cru devoir les publier en détail et s'est contenté d'une analyse aussi brève et aussi succinte. Nous n'y insisterons pas davantage et nous ne les ferons pas entrer en ligne de compte dans nos conclusions. Tout ce que nous en retiendrons c'est la rareté excessive des complications articulaires dans la fièvre typhoïde et la nécessité pour le médecin d'être prévenu néanmoins de leur possibilité afin qu'il puisse intervenir en temps utile et par des moyens appropriés.

RÉFLEXIONS

Si maintenant nous examinons les observations précé-
dentes au point de vue de l'affection que nous avons en
vue, et si nous cherchons à en déterminer la nature et
l'origine, que voyons-nous? Est-ce là le réveil d'une diathèse antérieure? Est-ce, au contraire, une complication
commune à beaucoup d'affections aiguës, nous voulons
dire la pyohémie? Est-ce enfin une maladie nouvelle créée
de toutes pièces par la fièvre typhoïde?

Et d'abord essayons d'écarter la première hypothèse.
Bien que soutenue par beaucoup d'auteurs et des plus re-
commandables, l'identité de l'arthrite typhique et du rhumatisme a été mise en doute dès la première observation
qui fut faite de cette complication. Voici, en effet, comment
s'exprime Bouillaud à cet égard. « L'idée d'une véritable
affection rhumatismale ne nous vint pas à l'esprit ; je pensai
seulement que, comme je l'avais observé tant de fois dans
le cas de fièvre typhoïde, indépendante d'une phlegmasie
ulcérative aiguë de l'appareil folliculaire de l'intestin grêle,
il s'établissait quelques foyers de suppuration coïncidant
avec une phlébite, le tout provenant d'une *influence septique, maligne,* comme disaient les anciens, et non de la
cause que nous assignons au vrai rhumatisme.

Le début de la maladie, sa marche, l'état du sang tiré
de la veine, tout se réunit pour nous prouver la nature

inflammatoire, septique ou putride et non inflammatoire, franche, pure, de la maladie que nous avons sous les yeux. »

On ne saurait nous opposer en cette matière un juge plus autorisé que l'illustre auteur du *Traité de rhumatisme*, mais, en somme, il est facile de trouver d'autres arguments en faveur de notre thèse. Comme le fait remarquer M. Bourcy, le rhumatisme vrai ne tend pas à la suppuration et bien que Bouillaud lui-même ait essayé d'établir la fréquence du rhumatisme suppuré, on se souvient que le professeur Grisolle combattit victorieusement cette doctrine et démontra que la plupart des exemples cités par Bouillaud étaient loin d'être concluants. Or, nous voyons qu'au lieu d'être l'exception, cette tendance à la suppuration a été très manifeste dans presque tous les cas observés. D'ailleurs, un fait d'une très haute importance frappe inévitablement à la lecture des observations rapportées plus haut : c'est l'absence d'antécédents rhumatismaux, soit personnels, soit héréditaires, chez tous les sujets atteints d'artropathies typhiques.

Voilà bien, à coup sûr, un argument dont la valeur ne saurait être amoindrie qu'en admettant l'hypothèse, téméraire selon nous, que la dothiénentérie a le pouvoir de créer, la diathèse rhumatismale chez un sujet indemne jusque-là. Pourrait-on objecter que le malade typhique éprouve pour la première fois les effets de la constitution rhumatismale née en lui par le fait de circonstances extérieures et tout à fait indépendantes de son origine paternelle ou maternelle ?

« Mais alors, dit M. Robin, à propos d'un des malades

qui ont fait l'objet d'une leçon clinique et dont nous avons rapporté l'observation, notre homme aurait eu là sa première atteinte de rhumatisme articulaire, car jusque-là on n'a relevé dans ses antécédents que des douleurs vagues, erratiques, sans localisations bien déterminées, comme sans acuité. Donc, en tout cas, la coïncidence serait étrange, et si rien de certain ne permet de la nier, rien de précis n'autorise à l'accepter. Si l'on objecte que notre malade était un rhumatisant fruste d'ancienne date, par le fait de ces douleurs vagues d'autrefois, et que la dothiénentérie a mis en activité la diathèse latente, nous répondrons que maintes fois la fièvre thyphoïde a frappé des rhumatisants vrais, et que pourtant l'on n'a point encore signalé ce réveil de manifestations arthritiques. J'observe en ce moment même à l'hôpital Necker un fait de ce genre ; il s'agit d'un homme dans toute la force de l'âge qui a eu plusieurs attaques de rhumatisme articulaire aigu, généralisé et très intense, avec détermination endocardique passée aujourd'hui à l'état chronique et constituant une véritable insuffisance mitrale. Ce malade a été atteint de fièvre typhoïde grave ; il est en pleine convalescence, et à aucune époque nous n'avons remarqué le plus léger symptôme articulaire. »

A cet exemple de M. Robin, il nous serait facile d'en joindre de nouveaux, et il n'est certainement pas un médecin qui, soit à la ville, soit à l'hôpital, n'ait observé plusieurs cas de fièvre typhoïde survenant chez des rhumatisants vrais et de par leurs parents et de par leur constitution propre, chez des rhumatisants ayant subi une ou plusieurs attaques de rhumatisme, et chez lesquels cependant la dothiénentérie ait été la cause manifeste de pouss:es nouvelles. Il est une raison qui nous permet d'écarter l'hypothèse de la nature rhumatismale de l'arthrite typhique, c'est l'absence chez nos malades de lésions cardiaques, de péricardite ou d'endocardite, et l'on sait combien sont fréquentes ces complications dans le cours du rhumatisme articulaire aigu.

Enfin, et comme dernier argument, de tous le moins probant, et auquel nous avouons ne tenir guère, nous signalerons la complète impuissance du salicylate de soude à soulager les malades atteints d'arthropathies typhiques. Si l'adage ancien était bien démontré vrai : *Naturam morborum ostendunt curationes*, peut-être insisterions-nous davantage sur ce fait intéressant ; mais, nous le répétons, nous n'en avons parlé qu'à titre de renseignement bon à connaître dans le choix du traitement à instituer. M. Robin discute, en passant, l'objection d'après laquelle on aurait affaire à une forme arthritique de la dothiénentérie. Il observe que l'existence de cette forme admise d'après les indications de Bazin, Littré et Forget, n'a plus guère de partisans aujourd'hui, que d'ailleurs elle ne consisterait qu'en douleurs vives et continues dans les articulations avec irradiations musculaires et sans lésions articulaires, et ne répondrait, par conséquent, en aucune façon, à l'arthrite dont nous parlons.

Qu'il nous suffise de faire remarquer que l'arthrite ne survenant quelquefois qu'après l'évolution complète de la fièvre typhoïde, ne saurait, par suite, passer pour avoir, à elle seule, constitué toute la maladie.

Nous croyons avoir suffisamment établi que la première hypothèse ne pouvait être sérieusement admise et nous

passons immédiatement à la discussion de la seconde.
N'aurait-on pas eu affaire dans toutes nos observations à
des cas de dothiénentérie compliquée d'infection purulente ?

Nous avouons qu'ici l'objection est plus difficile à réfuter
et que l'on pourrait nous opposer notamment le cas com-
muniqué par M. Barth à la Société anatomique et dans
lequel on constata des abcès métatastiques dans le foie et
dans la rate. A cela nous répondrons qu'on peut ne voir là
que deux faits contemporains et que l'arthrite a pu survenir concurremment avec la pyohémie, sans aucun lien que
celui d'une coïncidence fortuite et extrêmement rare. Mais
ne pourrait-on pas, à la rigueur, aller plus loin dans cette
voie et émettre l'opinion que la dothiénentérie, en l'absence
de toute porte d'entrée, en l'absence de la plus petite
eschare et de la plus petite lésion extérieure, a pu déterminer dans le foie et dans la rate des localisations purulentes analogues à celles constatées dans l'articulation du
coude ?

D'ailleurs, à l'exemple de M. Bourcy, ne tenons, si
l'on veut, aucun compte de l'observation II qui peut paraître suspecte, et voyons si les arthropathies de la fièvre
typhoïde affectent la marche de la complication pyohémi-
que. M. le Dr Gandy, dans sa thèse inaugurale, établit
très nettement que dans tous les cas bien constatés d'infection purulente venant compliquer une fièvre typhoïde, les
abcès ont été répartis de la façon suivante :

9 fois dans les poumons
1   —   cœur
3   —   foie

5 fois dans la rate
1   —   Gaînes musculaires
1   —   Tissu conjontif
1   —   articulation du coude.

C'est-à-dire que, sauf dans ce dernier cas qui est précisément celui auquel nous faisions allusion plus haut, les lésions n'ont jamais siégé dans les articulations. M. Gandy établit, en outre, que la pyohémie est consécutive aux escharês qui se produisent fréquemment dans le cours de la fièvre typhoïde et que, par conséquent, cette complication ne survient guère que vers le troisième septenaire ou même plus tardivement. Enfin, lorsqu'apparaît la pyohémie, on observe constamment des frissons répétés, d'énormes oscillations dans le tracé thermique qui, d'ailleurs, n'a pas de type bien déterminé, des éruptions diverses du côté de la peau, taches cendrées, pustules, vésicules, plaques d'urticaire, purpura, plaques érythémateuses, etc. Or, si nous analysons les observations, y trouvons-nous relatés ces symptômes ou ces lésions? Nullement. D'une part, au lieu de survenir au vingtième jour, nous voyons que les accidents articulaires ont été constatés, dans certains cas, dès le dixième jour, comme dans l'observation de M. Robin, et même dès le sixième dans celle de Bouilláud, ou au contraire, pendant la convalescence de la dothiénentérie et après la guérison complète des eschares qui auraient pu exister. D'autre part, les auteurs n'ont point signalé ces lésions diverses de la peau qui certainement n'auraient pu leur échapper, si elles s'étaient produites, non plus que ces grandes oscillations thermiques qui sont comme la caractéristique de la pyohémie.

Bazin   5

Ces raisons nous ont paru suffisantes pour éliminer cette seconde hypothèse et pour conclure à l'existence non d'un rhumatisme typhique, comme M. Robin, ni d'un pseudo-rhumatisme infectieux dans la fièvre typhoïde, comme M. Bourcy, mais d'une arthrite typhique.

Cette arthrite spécifique une fois admise, quel en est le mécanisme intime ou, si l'on veut, quelles sont les conditions nécessaires ou favorables à sa production? Nous avouons qu'ici notre embarras est grand et que nous ne pouvons guère que dire nos préférences en faveur de la doctrine infectieuse sans toutefois être en mesure de fournir des preuves à l'appui de cette manière de voir. Nous pouvons cependant éliminer le froid comme cause productrice de l'arthrite chez les typhiques; cette cause, par trop banale et peut-être trop souvent invoquée jusqu'ici, ne nous paraît avoir joué aucun rôle dans aucun des cas précités.

Appellerons-nous à notre aide une autre banalité, la diathèse purulente? Cette explication qui aurait elle-même grand besoin d'être expliquée ne saurait nous suffire davantage, et, en présence des recherches contemporaines et de la tendance actuelle à admettre certains éléments inférieurs, organiques ou organisés, comme cause productrice d'un grand nombre d'affections primitives ou de complications, nous émettrons l'hypothèse, téméraire peut-être, que c'est le poison typhique lui-même qui, transporté dans l'organisme, est capable de déterminer les accidents articulaires dont nous nous occupons et que, s'il imprime à ces arthrites un caractère spécial et un processus particulier, c'est parce qu'il possède lui-même une nature et des

attributs qui lui sont propres. Nous ne nions pas d'ailleurs que l'affection principale, que la dyscrasie sanguine
et l'état du sujet n'interviennent point pour modifier favo-
rablement ou aggraver les symptômes produits par l'agent
toxique de la dothiénentérie, et c'est peut-être de ce côté
qu'il faut chercher la raison des différences légères et des
terminaisons diverses que l'on constate dans les observations recueillies.

Nous ne pouvons mieux terminer ces réflexions que par
les lignes suivantes empruntées à la thèse de M. Bourcy
et écrites par M. le professeur Bouchard à propos d'un
malade atteint d'arthrite du genou et de l'articulation tibio-
tarsienne avec phénomènes typhoïdes prononcés, fièvre
intense, sécheresse absolue de la langue et coma. « La
« disproportion que je constatais entre les symptômes gé-
« néraux et les lésions locales, me fit penser que j'avais
« affaire à quelque maladie infectieuse. Une moucheture
« pratiquée sur les parties œdématiées, laisse sourdre
« après l'écoulement sanguin une sérosité louche qui,
« examinée au microscope, me montre en nombre considé-
« rable des monades ou au moins des corpuscules organi-
« sés très analogues pour la forme, pour le volume et la
« réfringence, à ces microcytes du sang auxquels M. Hayem
« donne le nom d'hématoblastes. Cet homme succomba,
« et les mêmes corpuscules furent trouvés dans le liquide
« floconneux et lactescent des articulations affectées. Je ne
« sais si j'étais là en présence des monades rhumatiques
« de Klebs, mais dans ma conviction, cet homme n'était
« pas rhumatisant. »

PRONOSTIC

Le Dr Keen, dans le mémoire dont il a été souvent question dans le cours de notre travail, fait observer qu'il n'a vu aucun cas d'arthrite typhique s'étant terminé par la mort, et il conclut en disant que le résultat est généralement un retour graduel à l'intégrité des parties affectées. Nous estimons, quant à nous, d'accord avec M. le Dr Bonnet, que le pronostic doit être réservé, puisque, en somme, l'ankylose et la luxation ne sont pas des terminaisons rares ; puisque ces arthrites ayant une tendance marquée vers la suppuration, peuvent produire à la longue des désordres profonds et compromettre pour toujours les fonctions du membre affecté. Si l'on remarque, en outre, que la détermination morbide se fixe presque toujours sur les grandes articulations, on comprendra notre réserve au sujet du pronostic. Ajoutons que, dans certains cas, en même temps que ces arthrites, on observe des inflammations des gaines tendineuses voisines de l'articulation malade et des abcès péri-articulaires, des atrophies musculaires considérables, tous accidents qui ne laissent pas d'être d'une haute gravité.

Il est intéressant de voir comment la luxation spontanée que l'on observe quelquefois a été expliquée par le Dr Capelle qui en a signalé trois cas. Voici comment il s'exprime à cet égard :

« Pour que la luxation puisse se produire, dit-il, il faut que la puissance et la résistance soient en raison l'une de l'autre. Si celle-ci est forte, celle-là devra l'être ; si la résistance est faible, il suffira que la puissance le soit. Supposons d'une part, un homme de constitution athlétique, aux muscles vigoureux, développés par l'exercice, aux articulations entourées de ligaments forts et solides, et d'autre part, une personne au corps frêle, à la fibre molle et flasque, aux muscles grêles, aux jointures maintenues par des ligaments lâches faibles, faudra-t-il dans les deux cas, des forces égales ? Évidemment non. Si nous parcourons nos observations que voyons-nous ? Des sujets de 9 à 17 ans, faibles et épuisés au suprême degré par une maladie des plus graves ; maigreur squelettique, émaciation des muscles, adynamie profonde, extinction presque complète de toute action vitale, relâchement, ramollissement, imminence de décomposition non-seulement des tissus qui constitue l'articulation, mais de l'organisme tout entier.

Après cela qu'y a-t-il de si étonnant qu'une puissance, quoique faible, mais agissant sur un long bras de levier, comme l'est le fémur, vainque une résistance presque nulle et produise par conséquent la luxation ? Les parents soupçonnent le changement de lit des malades, cela peut-il occasionner l'accident ? Pour notre compte, nous ne sommes pas éloigné d'être de cet avis. Voici comment nous le comprenons :

Lorsque le malade est jeune, une seule personne se charge ordinairement de le porter, car il s'agit de le porter sur un autre lit ou dans un fauteuil. A cet effet, elle place l'un de ses bras vers le milieu du dos et l'autre dans le creux des jarrets, de sorte que, dans cette position, les cuisses sont dans la flexion sur le bassin, condition favorable ; si alors l'un des membres, comme cela peut arriver, était plus élevé que l'autre et qu'il fut porté un peu brusquement dans l'adduction, comme cela n'est que trop possible, la luxation ilio-ischiatique ne pourrait-elle pas être produite ?

Quoique les renseignements obtenus et le cas de notre troisième observation, surpris pour ainsi dire, en flagrant délit de formation, nous donne de grandes présomptions en faveur de ce mécanisme, nous agirions cependant à l'encontre des lois de la logique, en concluant de la possibilité à la réalité. Aussi nous garderons-nous de prétendre que c'est là la cause unique ; bien au contraire, nous pensons qu'il en existe d'autres et nous demandons si l'action de placer le malade sur le vase, un mouvement dans le lit, etc., ne pourraient avoir le même effet ? *In dubiis libertas.* »

Pour le D*r* Keen, ce serait la contracture musculaire qui jouerait le principal rôle dans la production de ces luxations. Nous empruntons à la thèse du D*r* Bonnet les lignes suivantes qui sont la traduction de l'explication fournie par le médecin américain. « Habituellement, dit-il, dans la période de la convalescence, par l'inanition prolongée, il se produit une synovite subaiguë avec épanchement et distension graduelle du ligament capsulaire qui, ayant atteint un certain degré, peut se résorber et n'être suivie d'aucun accident. Le résultat général est un allongement lent et inaperçu des ligaments articulaires, avec peut-être aussi un gonflement du paquet adipeux situé au fond de l'acetabulum.

Cette distension agit surtout sur la partie postérieure de la capsule fibreuse, car le ligament de Bertin la renforce en avant. Cette condition étant donnée, le plus léger effort luxera la tête du fémur en haut et en arrière. Dans un cas, une chute sur le plancher donna lieu à cet accident ; dans trois autres, l'action de se retourner sur son lit et deux fois le transport à bras du patient d'un lit à un autre. Mais dans les 21 autres cas, on n'y peut assigner aucune cause. On peut donc en déduire, ajoute-t-il, que la cause principale est la contracture musculaire seule devenant de plus en plus forte avec le retour de la santé. Si le décubitus a une influence dans la production de la luxation, comme celle-ci se fait généralement en haut et en arrière, le décubitus dorsal serait plus favorable à son développement. Dans un des cas de l'épaule, une luxation sous-coracoïdienne fut causée par ce fait que la malade prit la position verticale. Probablement que l'influence de l'état grave s'ajoute à l'influence de la contraction musculaire. »

Ce dernier auteur ne nous paraît pas avoir accordé à l'atrophie musculaire l'importance que nous serions disposé à lui reconnaître dans la pathogénie des luxations, mais comme lui, nous croyons que ces accidents reconnaissent plusieurs causes au nombre desquelles nous placerons d'abord le traumatisme, puis le défaut de résistance et le relâchement des tissus péri-articulaires, et enfin, la contraction musculaire.

Peut-être serait-ce ici le lieu d'essayer d'établir deux formes cliniques des arthrites typhiques, une forme légère et une forme plus grave, la première se terminant ordinairement par résolution, la seconde, au contraire, arrivant presque toujours à la suppuration. Bien que nous espérions avoir démontré que c'était surtout à ce dernier *processus* que tendait habituellement l'arthrite des typhiques, nous ne faisons aucune difficulté de reconnaître qu'en somme, cette tendance n'est que fréquente et non point constante, et que nous ne connaissons pas bien les conditions qui la modifient dans l'un ou l'autre sens. Nous avions d'abord pensé que la période de la maladie dans laquelle se trouvait le sujet atteint de déterminations articulaires devait entrer en ligne de compte, et nous avions songé à diviser les arthrites en : arthrites survenant dans la période-d'état et arthrites survenant pendant la convalescence.

Mais nous avons dû renoncer à ce projet et reconnaître que nous n'avions point d'éléments suffisants pour justifier une pareille distinction. D'ailleurs, la suppuration a été observée à toutes les étapes de l'évolution de la maladie principale et si, d'une part, le poison spécifique a peut-être une plus grande puissance d'intoxication à la première période, il faut aussi remarquer qu'une moindre puissance est suffisante pour produire les mêmes effets à la seconde phase, lorsque l'organisme est épuisé et présente une résistance bien moins considérable. N'y aurait-il pas aussi une question de quantité du principe infectieux ?

Nous ne pouvons que soulever la question, n'ayant ni l'autorité, ni les éléments nécessaires pour essayer même de la discuter sérieusement.

TRAITEMENT

Bien que nous l'ayons déjà fait observer, nous rappèllerons tout d'abord que le salicylate de soude ne produit aucun résultat dans l'affection qui nous occupe. Il nous paraît raisonnable de penser que le sulfate de quinine est indiqué de préférence et, quoique nous ne possédions pas de renseignements précis à cet égard, son efficacité bien démontrée dans les autres arthropathies infectieuses, puerpérale, par exemple, pourrait peut-être s'exercer également dans l'arthrite typhique.

Il est surtout important de donner au membre une position qui sera celle qui gênera le moins son fonctionnement ultérieur s'il survenait une ankylose ; ce sera l'extension pour le membre inférieur et la demi-flexion pour le membre supérieur.

Enfin, et c'est un point sur lequel nous avons souvent entendu insister M. le professeur Verneuil, l'immobilisation sera toujours pratiquée avant toute autre opération plus radicale ; elle sera précédée ou non de redressement, selon les cas, mais elle devra être absolue et longtemps prolongée. La résection ne sera tentée qu'après que l'insuccès d'une immobilisation bien faite aura été définitivement reconnu.

Signalons les révulsifs locaux de toute nature, sangsues, vésicatoires volants, teinture d'iode, qui seront quelquefois suffisants pour calmer la douleur et pourront aider à la résolution de l'inflammation articulaire.

Il est superflu d'ajouter qu'un traitement général bien dirigé viendra soutenir les forces du malade et l'aider à supporter une suppuration parfois longue et toujours débilitante.

Enfin, contre les atrophies musculaires, on emploiera la faradisation et l'on fera autant que possible des séances fréquentes mais très peu prolongées.

CONCLUSIONS

Il peut survenir à toutes les périodes de la fièvre typhoïde des complications articulaires.

Ces arthrites n'ont rien de commun avec le rhumatisme articulaire.

Elles ne retentissent pas sur la séreuse cardiaque et ne sont pas modifiées par le salicylate de soude.

Ces arthrites ont une tendance marquée à la suppuration et leur pathogénie nous paraît devoir être rapportée à l'intoxication typhique elle-même.

INDEX BIBLIOGRAPHIQUE

Bouillaud. — Traité du rhumatisme.

Bonnet. — Traité des maladies des articulations.

Barth. — Bulletin de la Société anatomique, 1853.

Brouardel. — Archives générales de médecine. — Décembre 1874.

Quinquand. — Note sur les manifestations rhumatismales du puerpérisme (Gazette médicale, 1872).

Ollier. — Dict. encyclopédique des sciences médicales.

Capelle. — Journal de médecine et de chirurgie de Bruxelles, 1861.

Griesinger. — Traité des maladies infectieuses.

William Keen. — On the surgical complications and sequels of the continued fevers (in Toner lectures, Smithsonian institution). — Washington, 1877.

Alph. Guérin. — Nouveau dictionnaire de médecine et de chirurgie.

Roser. — Archiv. der Helkunde, 1860.

Jaccoud. — Traité de pathologie interne.

Follin et **Duplay**. — Traité de pathologie externe.

Bonnet. — Th. de Paris, 1878.

Gandy. — Th. de Paris, 1880.

Alb. Robin. — Gazette médicale, 1881.

Bourcy. — Th. de Paris, 1883.

Lancereaux. — Traité d'anatomie pathologique.

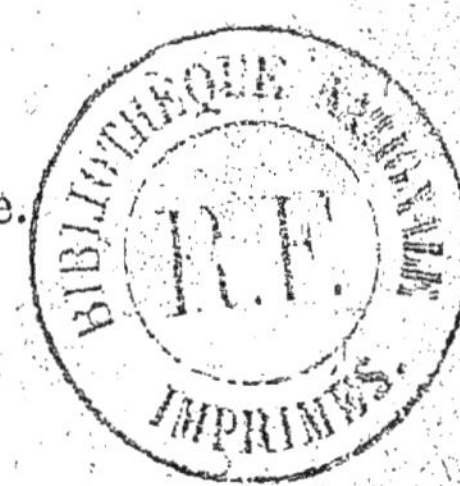

Imprim. A. DERENNE, Mayenne. — Paris, boulevard Saint-Michel, 52